Matéhaksamim

ВОЛШЕБНАЯ ПАЛОЧКА НАПРАВЛЕНИЕ ОБУЧЕНИЯ

ЛИОРА ДВАШ

Let the neck be free

Matéhaksamim®

Matéhaksamim - ВОЛШЕБНАЯ ПАЛОЧКА

ЛИОРА ДВАШ

Дизайн и верстка: Ромит Дорот Бергер
Редактор: Инесса Шир

Лиора Дваш, Почтовый ящик 28369, Иерусалим 9128301,
Телефон + 972-2-5618567 | lioradvash@gmail.com

www.matehaksamim.com

Напечатано в Израиле, сентябрь 2017 года

ISBN: 978-965-7758-25-0

Впервые напечатано в Сан-Паоло, Бразилия, декабрь 2015

Matéhaksamim

ВОЛШЕБНАЯ ПАЛОЧКА НАПРАВЛЕНИЕ ОБУЧЕНИЯ

ЛИОРА ДВАШ

Пожалуйста, обратите внимание:
Это цифровое издание.

ТЫ

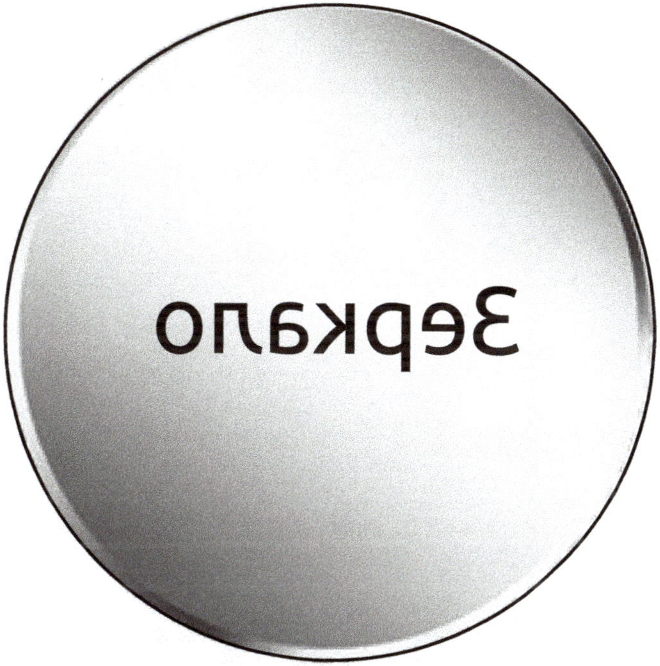

Я

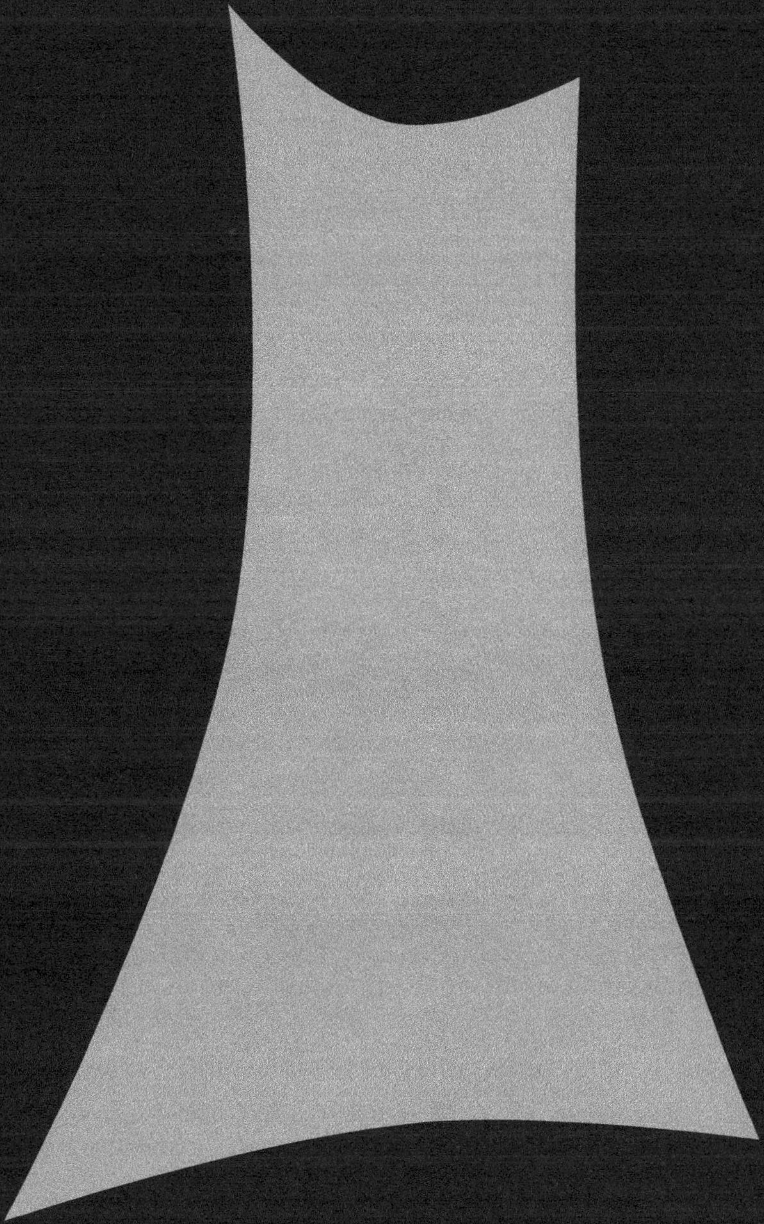

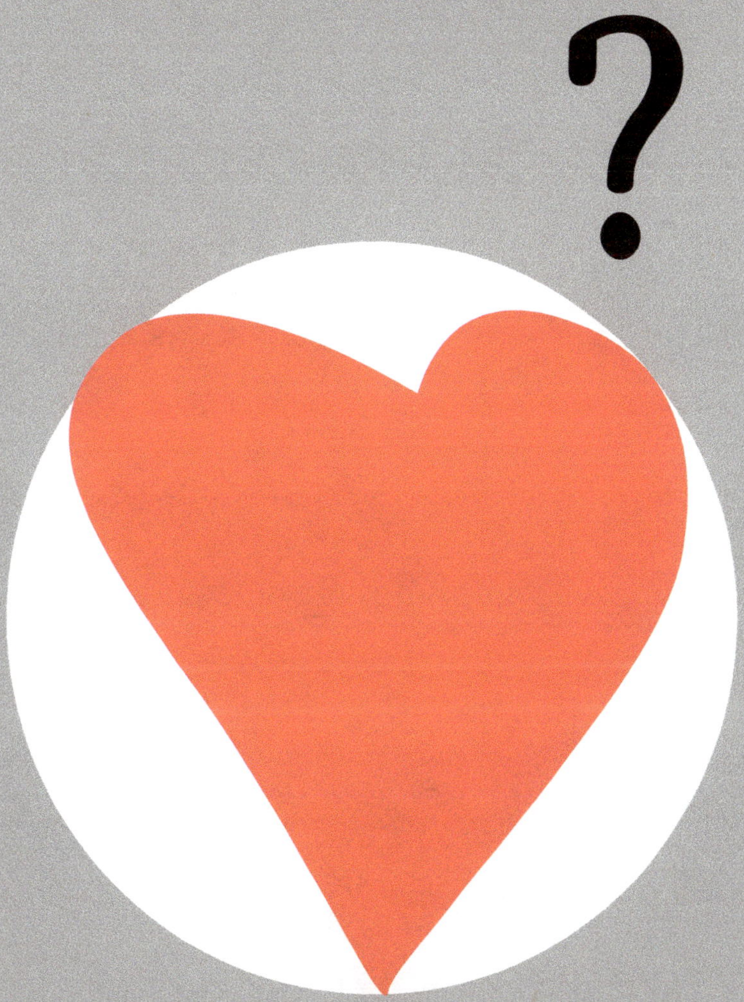

МЫ

ИЩЕМ ЧТО-ТО

ЧТО СОЕДИНИТ

ЯЗЫК МЫСЛИ
= ЛОГИКА
И
ЯЗЫК ТЕЛА
= ЧУВСТВО

?

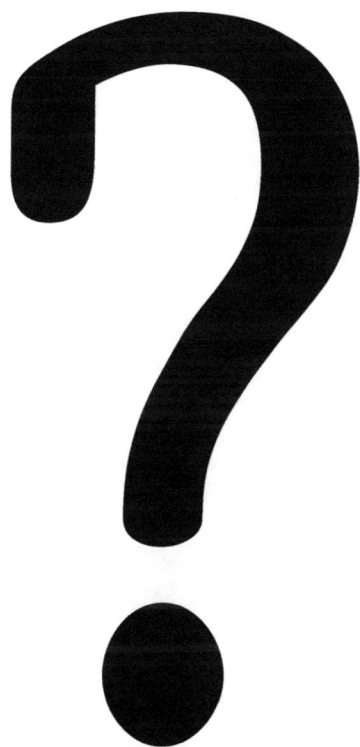

ЕСЛИ БЫ

ЭТО НЕ БЫЛО ГРУСТНО

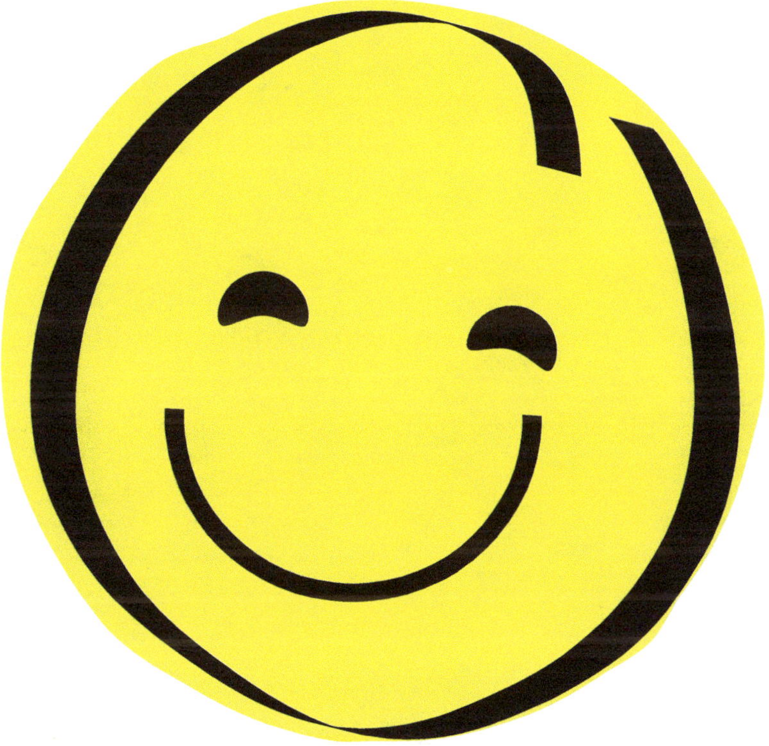

ЭТО БЫЛО БЫ

СМЕШНО

ПОТОМУ ЧТО

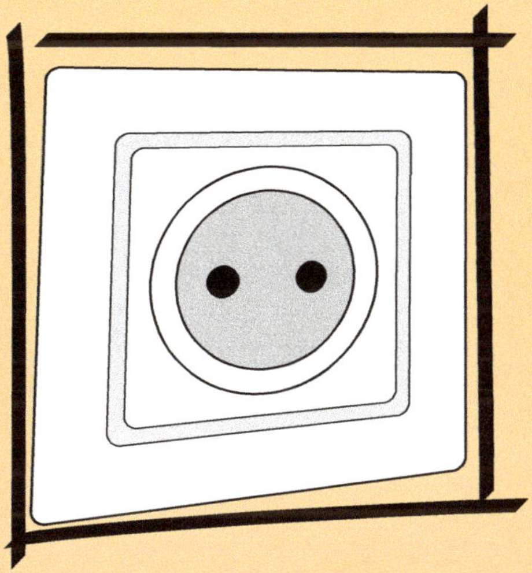

ЭТО КАК БУДТО У НАС ЕСТЬ ТОЛЬКО

ОДНА РОЗЕТКА

ЧТО МЫ ПОДКЛЮЧИМ К НЕЙ ?

УМ

ИЛИ

СЕРДЦЕ ?

НО
САМОЕ
СТРАННОЕ
ТО,

(И ЭТО ЯВЛЯЕТСЯ
ОДНИМ ИЗ
НОВОВВЕДЕНИЙ
АЛЕКСАНДРА...)

КОГДА
Я ПРИХОЖУ,
ЧТОБЫ
ИСПРАВИТЬ

(И У МЕНЯ НЕТ ДРУГОГО НАБОРА
ИНСТРУМЕНТОВ)

Я ✗

ПОРЧУ
ЕЩЕ
БОЛЬШЕ!

ПЕРВЫЙ ПРИНЦИП:

ПРИЗНАНИЕ ВЛАСТИ ПРИВЫЧКИ

(АЛЕКСАНДР ЗАМЕТИЛ
ФЕНОМЕН РОБОТОВ)

Stop!

ОСТАНОВИСЬ!!!

ЗВОНИ В ЗВОНОК

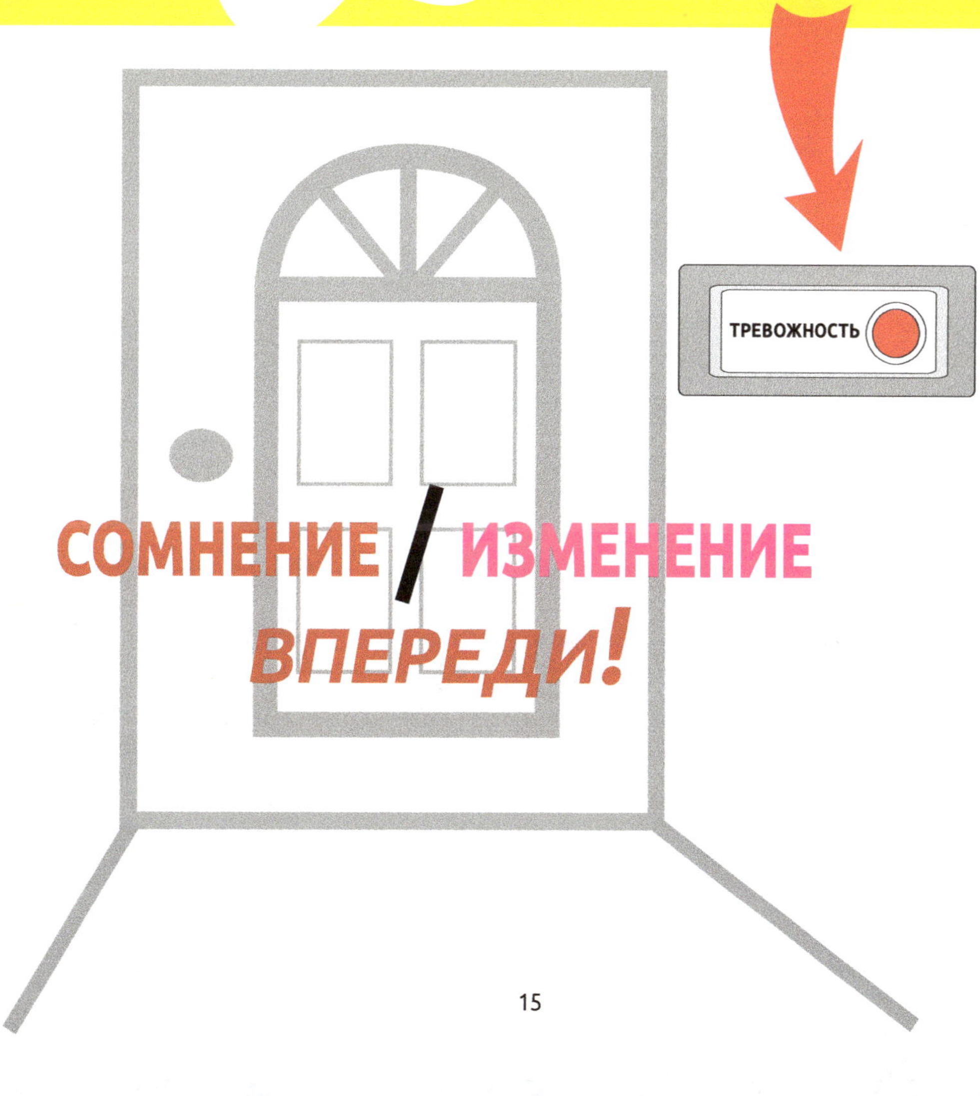

СОМНЕНИЕ / ИЗМЕНЕНИЕ

ВПЕРЕДИ!

СПОСОБНОСТЬ
ИСПЫТЫВАТЬ
ПРОТИВОПОЛОЖНОСТИ

**СТОЯТЬ В ПРЕДДВЕРИИ
ГРЯДУЩИХ ИЗМЕНЕНИЙ
И ПОЗВОНИТЬ В ЗВОНОК**

ТРЕВОЖНОСТЬ

ОДНОВРЕМЕННО

И ЖДАТЬ

КАК СТРАШНО

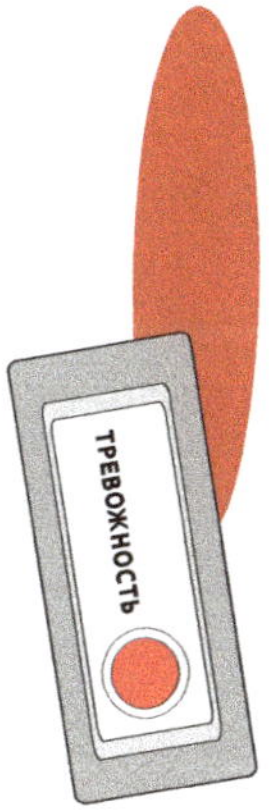

ВИДЕТЬ ОШИБКУ
И НЕ ИСПРАВЛЯТЬ.
НА САМОМ ДЕЛЕ

НЕ ДЕЛАТЬ НИЧЕГО?

ВСЁ НАОБОРОТ
Я БОЮСЬ,
НО ДОСТАТОЧНО
ХРАБР ЧТОБЫ
ПРЕКРАТИТЬ
ИСПОЛЬЗОВАТЬ
СТАРЫЙ НАБОР
ИНСТРУМЕНТОВ.

ТРИ ОБЕЗЬЯНЫ:

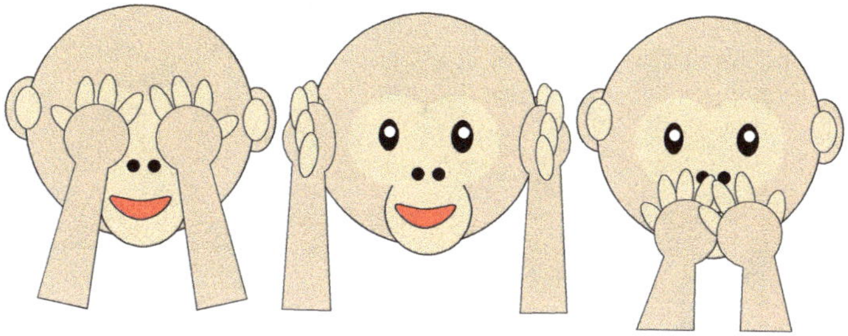

СМОТРЕТЬ?

СЛЫШАТЬ?

ГОВОРИТЬ?

МЫ МОЖЕМ...
А МОЖЕМ ВЫБРАТЬ
ЧТО НЕТ!!

НА ДАННЫЙ

МОМЕНТ

Я

ВЫБИРАЮ

«БЕЗДЕЙСТВИЕ»!

ВТОРОЙ ПРИНЦИП:

АЛЕКСАНДР НАЗВАЛ ЕГО

ТОРМОЖЕНИЕ И «БЕЗДЕЙСТВИЕ» (inhibition)

Слайд 1

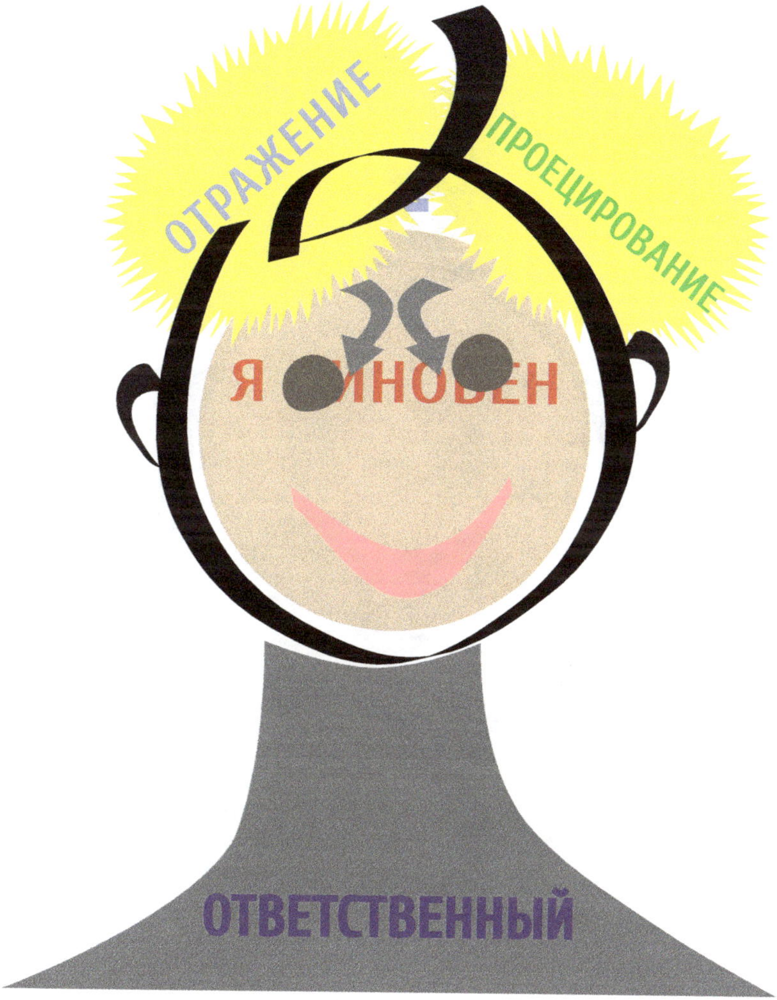

Открытый слайд

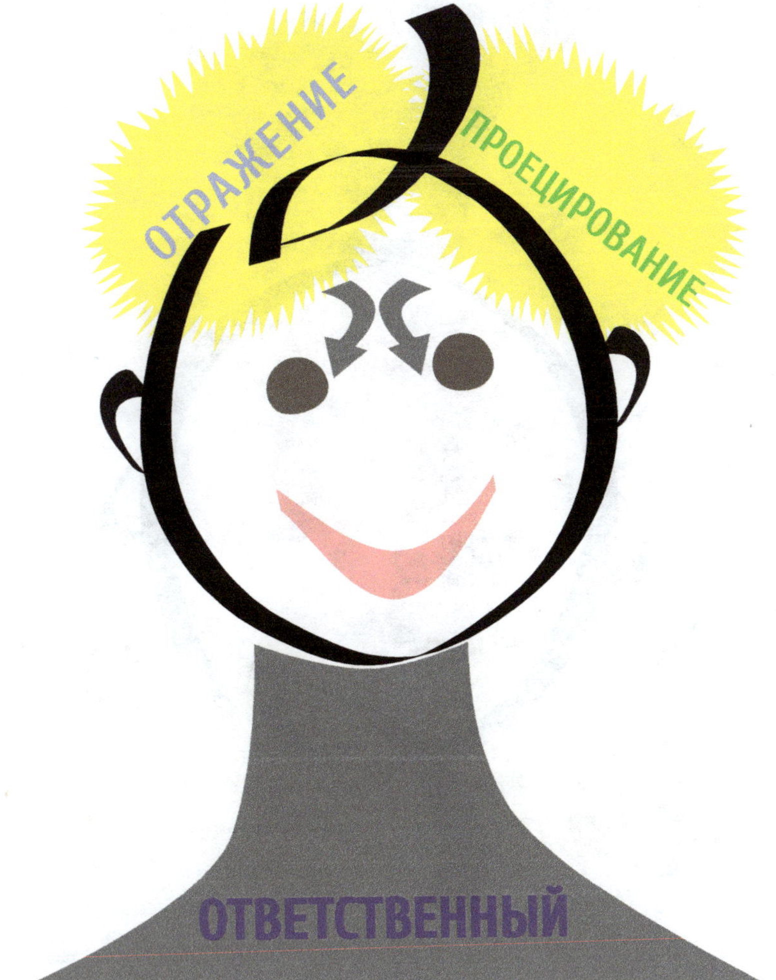

Основа

НЕТ

Я ВИНОВЕН

КЛЮЧ:

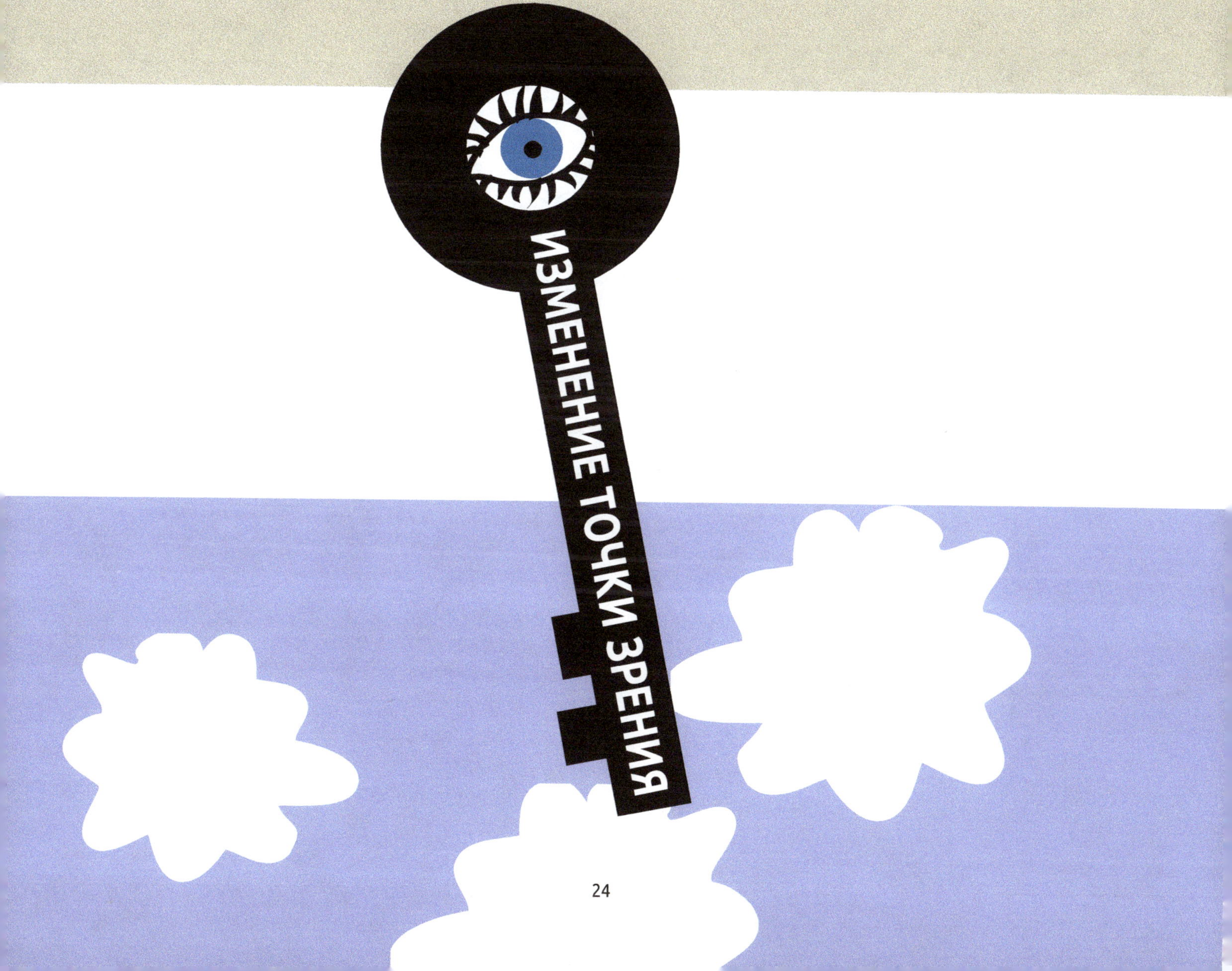

ТРЕТИЙ ПРИНЦИП:

АЛЕКСАНДР ЗАМЕТИЛ

НЕПРАВИЛЬНОЕ СЕНСОРНОЕ ОСОЗНАНИЕ

ТЕПЕРЬ
ПРИШЛО
ВРЕМЯ

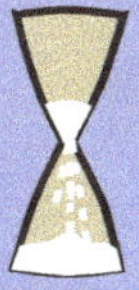

ОТКРЫТЬ
СЕКРЕТ
ВРЕМЕНИ...

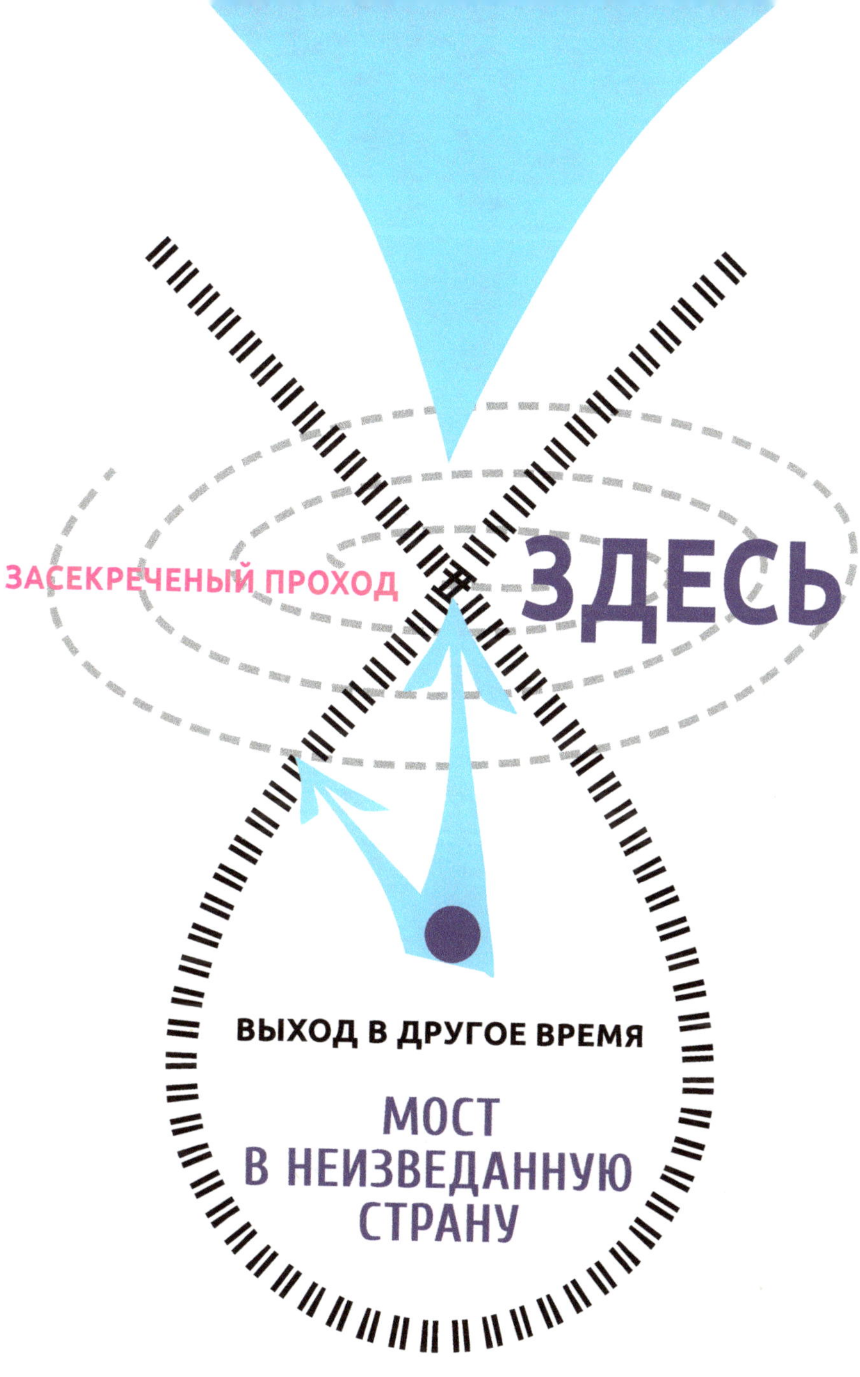
ЗАСЕКРЕЧЕНЫЙ ПРОХОД
ЗДЕСЬ
ВЫХОД В ДРУГОЕ ВРЕМЯ
МОСТ
В НЕИЗВЕДАННУЮ
СТРАНУ

Потому Что

ЭМОЦИЯ ЯВЛЯЕТСЯ ЯЗЫКОМ ПРОШЛОГО

ЛОГИКА ЯЗЫК БУДУЩЕГО

ЕСЛИ ТАК,

ЧТО ЖЕ

ЯЗЫК

НАСТОЯЩЕГО ??

?

НАПРАВЛЕНИЕ

*

[НАПРАВЛЕНИЕ

НЕ

ДВИЖЕНИЕ!]

В НАШЕМ ТЕЛЕ

ПРОТИВОПОЛОЖНЫЕ НАПРАВЛЕНИЯ

СИЛА ПРИТЯЖЕНИЯ

(ГРАВИТАЦИЯ)

Б
А
Л
А
Н
С

АНТИГРАВИТАЦИЯ

МЫ ХОТИМ

ОСВОБОЖДЁННОЕ

ТЕЛО,

НЕ
СЖАТОЕ

А

ОТКРЫТОЕ

НАПРАВЛЕНИЕ

=

ЕДИНСТВО СУЩЕСТВОВАНИЯ

=

НЕЗАМЕТНОЕ ВНУТРЕНЕЕ ДВИЖЕНИЕ (ТИТРОВАНИЕ) СОЕДИНЯЮЩЕЕ, ЧЕРЕЗ КООРДИНАЦИОННЫЙ

ЦЕНТР ШЕИ,

(**МЕХАНИЗМ ЛОГИКИ И СЕРДЦА**)

В СОВОКУПНОСТЬ

ВОЗМОЖНО ЭТО

ТУННЕЛЬ СОЗНАНИЯ

ПРЕДСТАВИМ СЕБЕ...
СЕКРЕТНЫЙ ПРОХОД
СКВОЗЬ ШЕЮ

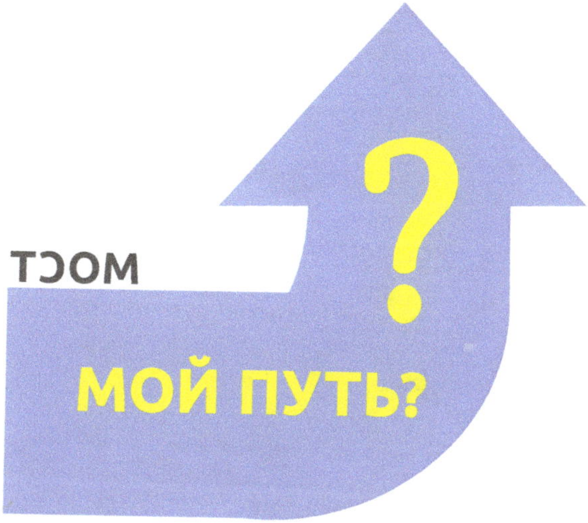

ВПЕРЕД и ВВЕРХ

(ВЫХОД ИЗ ЭФФЕКТА РОБОТА)

ЯЗЫК

НАПРАВЛЕНИЯ

ПЕРЕДАЕТСЯ

ОТ УЧИТЕЛЯ

К УЧЕНИКУ

В ТОЧНОСТИ

КОГДА

УЧИТЕЛЬ

НЕ ЗНАЕТ

ТОЧНО

НАПРАВЛЕНИЕ.

ТО, ЧТО

ПЕРЕХОДИТ

К УЧЕНИКУ,

ТОЖЕ НЕ ТОЧНОЕ.

ДРУГИМИ СЛОВАМИ,

язык **НАПРАВЛЕНИЯ**

ЯВЛЯЕТСЯ ЯЗЫКОМ

АБСОЛЮТНОГО

НАПРАВЛЕНИЯ.

ТО, ЧТО НЕ ПЕРЕДАЕТСЯ

СЛОВАМИ,

ЭТО ПРОСТОЕ

ВНУТРЕННЕЕ

НАПРАВЛЕНИЕ.

ЭТО НАСТОЯЩЕЕ!

ТАКИМ ОБРАЗОМ,

ЕСЛИ

ЭТО

ПО НАСТОЯЩЕМУ

ВО МНЕ СУЩЕСТВУЕТ,

Я МОГУ ПЕРЕДАТЬ

ЭТО ДРУГИМ.

ЧЕТВЁРТЫЙ ПРИНЦИП:

ДИРЕКТИВА НАПРАВЛЕНИЯ

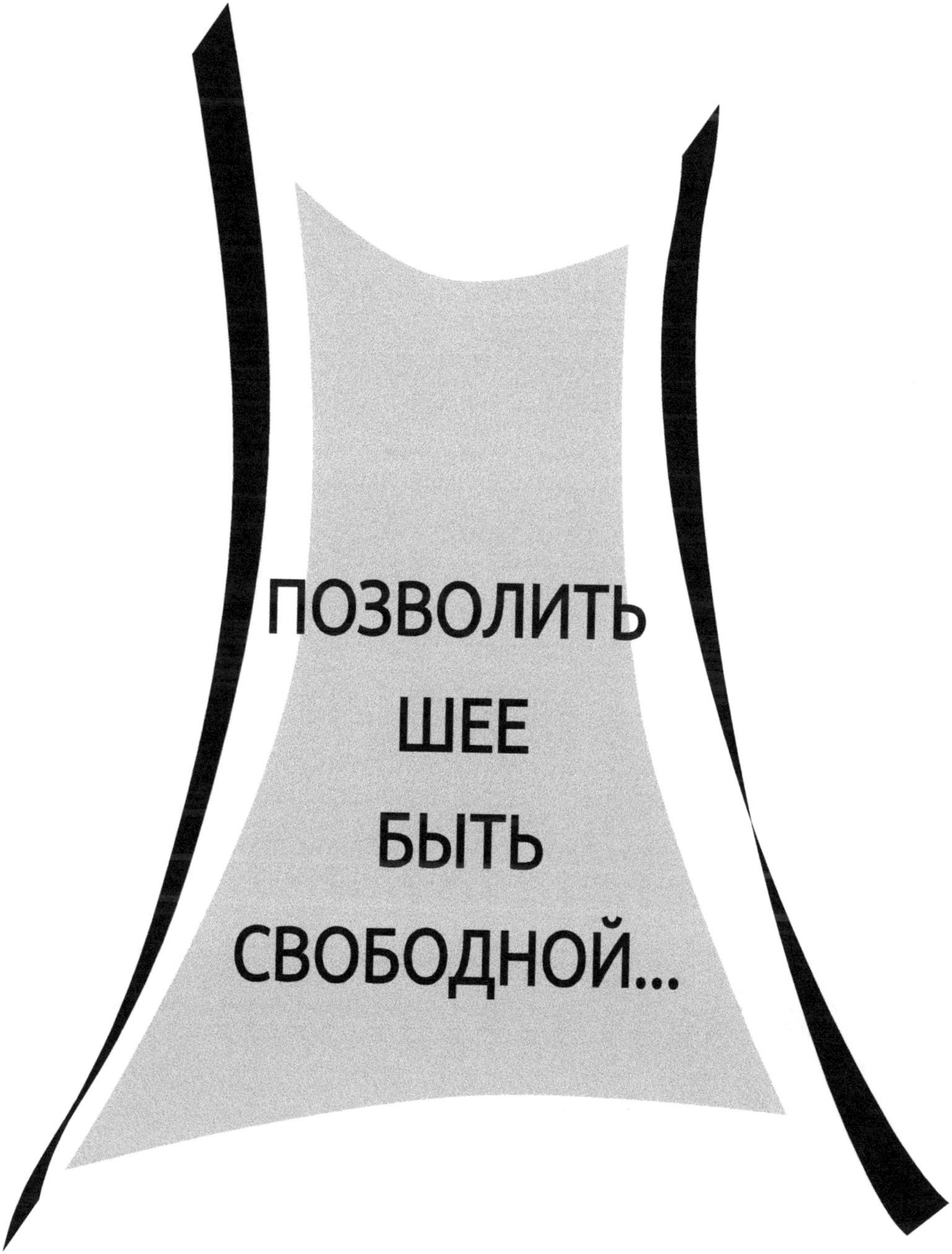
ПОЗВОЛИТЬ
ШЕЕ
БЫТЬ
СВОБОДНОЙ...

МЫ КАЖДЫЙ РАЗ ВОЗВРАЩАЕМСЯ

К ШЕЕ,

ЭТО НАШ ФОКУС

В

НАПРАВЛЕНИИ

ПЯТЫЙ ПРИНЦИП:

АЛЕКСАНДР ИСПОЛЬЗОВАЛ ВЫРАЖЕНИЕ

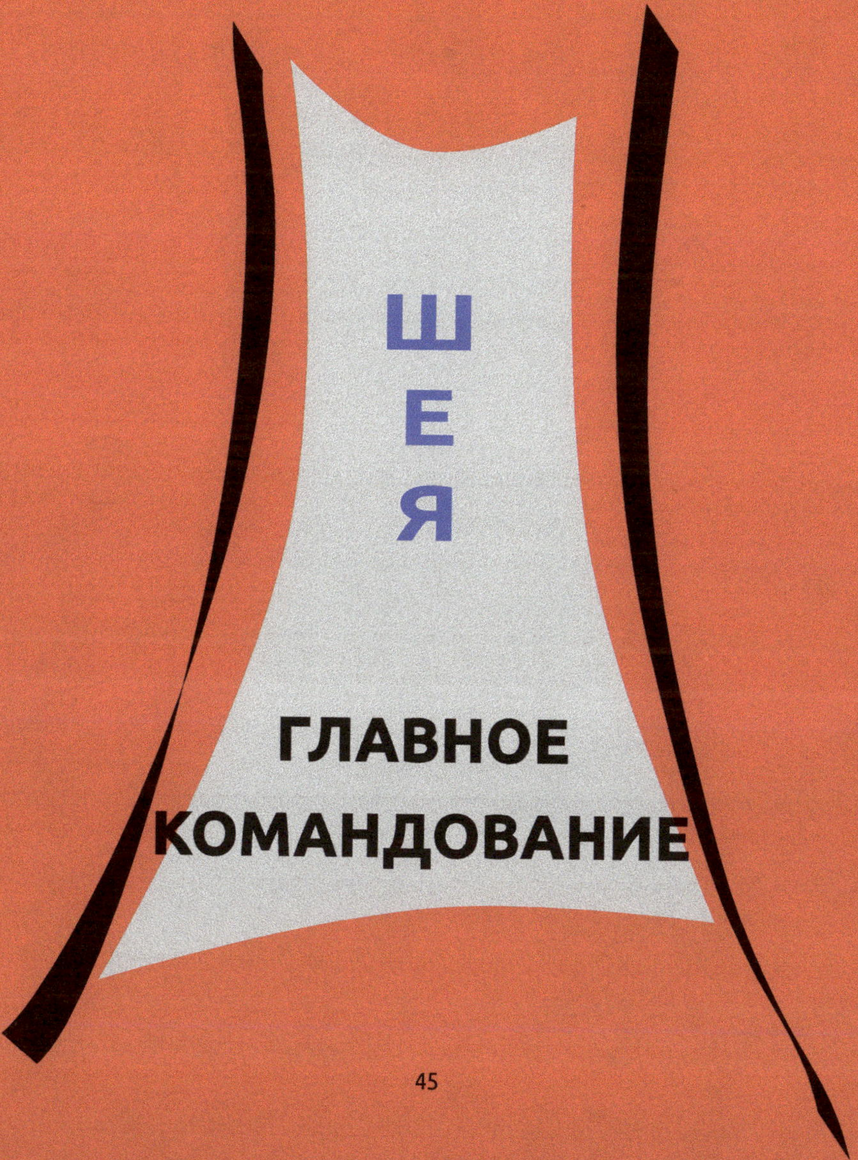

ШЕЯ
ПРИОБРЕТАЕТ
КЛАСТЕР
БЛЁСТОК

ВИДИМЫХ

И

НЕВИДИМЫХ

*

[ВОЗМОЖНО,
ЭТО ТА ЖЕ
ЗАМЕЧАТЕЛЬНАЯ
ЭНЕРГИЯ
ВПИТАЛАСЬ
И НАКОПИЛАСЬ
«В БЕЗДЕЙСТВИИ»?]

(RNꓶꟼƎHЄ RAHMOTA)

И

ВДРУГ СЛУЧАЙНО...

ДЫХАНИЕ

ДЫХАНИЕ
ДЫХАНИЕ

дверь

в неизведанную

Страну

неизвестно

ВСЕ СТАНОВИТСЯ ВОЗМОЖНЫМ

ПОТОМУ ЧТО
ШЕЯ
ТЕПЕРЬ УЖЕ

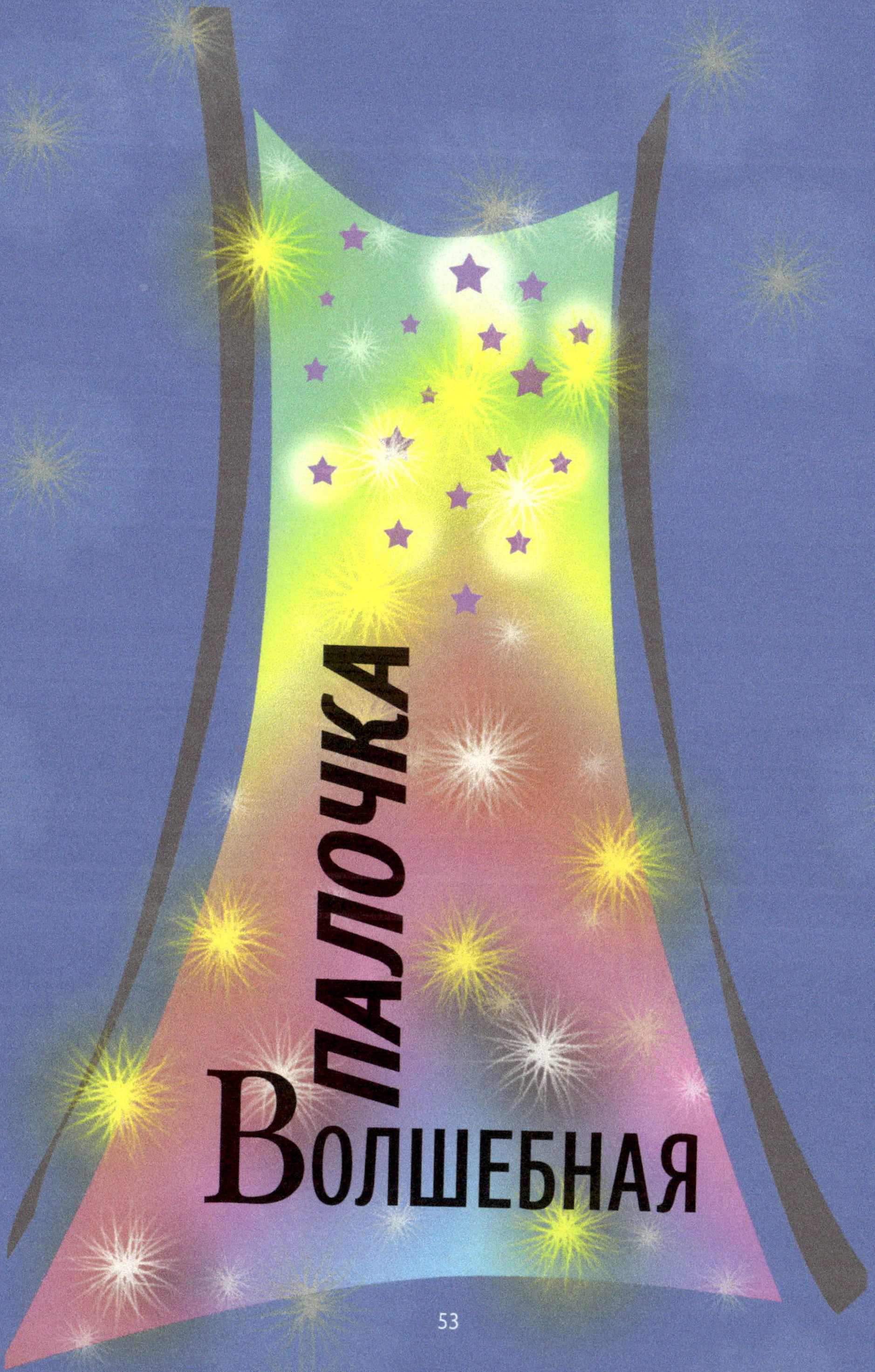

Волшебная палочка